III.

LA MORTALITÉ DES ENFANTS DU PREMIER AGE DANS SES RAPPORTS AVEC LES HABITATIONS OCCUPÉES PAR LES NOURRICES.

Ce travail n'intéresse que les enfants âgés d'un jour à deux ans confiés librement par leurs parents à des nourrices mercenaires ; ces enfants sont placés soit dans leur commune de naissance, soit dans le département dont fait partie leur commune de naissance, soit dans une commune d'un département autre que celui de leur naissance ; les nourrices sont choisies par les parents dans les bureaux de placement ou encore elles sont mises en rapport avec les parents de l'enfant à élever par des parents, des amis ou d'autres intermédiaires et le salaire mensuel est l'objet d'une convention entre les parents et les nourrices. Tous ces enfants sont surveillés et inspectés conformément à l'article 1er de la loi du 23 décembre 1874 qui dit que tout enfant, âgé de moins de deux ans, qui est placé, moyennant salaire, en nourrice, en sevrage ou en garde, hors du domicile de ses parents, devient, par ce fait, l'objet d'une surveillance de l'autorité publique, ayant pour but de protéger sa vie et sa santé.

La nourrice doit se munir d'un certificat municipal et d'un certificat médical, et lorsqu'elle est munie de ces deux certificats, le maire de sa commune lui délivre un carnet de nourrice conformément à l'article 8 de la loi du 23 décembre 1874 et à l'article 30 du règlement d'administration publique du 27 février 1877.

L'enfant confié à une nourrice peut être élevé par celle-ci au sein, au biberon, au verre, etc., ou bien être simplement confié en garde à la journée, à la semaine ou au mois. Il est à noter que l'enfant, surveillé depuis l'âge d'un jour à deux ans, peut cependant être confié à une époque plus ou moins éloignée de la naissance, que forcément ce ne sont pas toujours des nouveau-nés qui sont confiés aux nourrices et que par conséquent les enfants ont, avant le placement, déjà pu faire partie des catégories voisines de la naissance et qui fournissent la plus grande dîme mortuaire. Aucun de ces enfants n'est un enfant assisté. J'ai étudié la mortalité dans 26 départements que j'ai cru devoir diviser en trois groupes.

Le premier groupe (tableau I) comprend huit départements (Allier, Ardennes, Calvados, Eure, Gironde, Nièvre, Rhône, Seine) dans lesquels la mortalité n'a pas dépassé 10 p. 100 par an depuis 1884-1885 jusqu'en 1894, quoique cependant ce taux ait été dépassé et ait atteint 10,05 en 1884 (Ardennes) et 10,86 en 1885 (Allier).

Tableau I. — Départements dans lesquels la mortalité des enfants du premier âge placés en nourrice n'a pas dépassé 10 p. 100 de la mortalité.

	1884.	1885.	1886.	1887.	1888.	1889.	1890.	1891.	1892.	1893.	1894.
Allier	9,11	10,86	9,12	7,27	8,74	»	5,43	6,56	6,01	»	»
Ardennes	10,05	7,67	6,14	6,27	8,38	8,31	9,84	5,34	9,52	5,74	5,17
Calvados	7,55	6,99	7,66	6,00	5,93	6,47	6,26	6,51	6,84	7,23	»
Eure	»	»	8,66	6,12	7,13	6,06	6,70	5,93	8,22	7,13	5,58
Gironde	6,80	6,03	6,56	5,91	6,16	3,99	5,17	4,24	6,06	6,96	»
Nièvre	7,24	7,16	7,62	6,44	6,26	5,82	7,77	5,65	8,38	8,86	»
Rhône	7,98	6,68	8,34	9,10	7,25	7,25	7,59	6,11	8,10	6,66	»
Seine	8,80	8,36	7,95	7,37	7,47	8,18	7,91	7,25	7,30	7,89	»

Le deuxième groupe (tableau II) comprend six départements (Loir-et-Cher, Orne, Seine-et-Marne, Seine-et-Oise, Var, Vaucluse) dans lesquels il y a des enfants importés d'autres départements et dans lesquels la mortalité a diminué, quoique cependant, dans la période 1884-1894, il y ait eu des périodes d'augmentation du taux de mortalité, augmentation dépendant surtout de l'état de santé des enfants lors de leur arrivée en nourrice.

Tableau II. — Départements dans lesquels sont importés des enfants placés en nourrice et dans lesquels la mortalité a diminué en 1893-1894. (Il y a dans le cours de la période 1884-1894 des oscillations dépendant surtout de l'état des enfants lors de leur arrivée en nourrice.)

	1884.	1885.	1886.	1887.	1888.	1889.	1890.	1891.	1892.	1893.	1894.
Loir-et-Cher	15,16	13,47	12,82	10,66	9,25	10,90	11,05	9,83	11,74	11,29	8,32
Orne	»	»	11,40	9,07	9,09	7,47	7,33	7,65	9,19	8,36	6,88
Seine-et-Marne	»	11,09	»	»	»	10,00	10,00	10,00	11,99	10,29	8,88
Seine-et-Oise	»	10,70	10,50	12,30	9,80	10,20	10,10	10,30	9,00	»	»
Var	»	15,43	15,19	17,20	14,83	14,74	14,71	14,59	13,46	13,13	»
Vaucluse	18,65	17,91	17,38	20,05	15,04	14,82	17,25	15,6[illegible]	17,73	13,26	»

Le troisième groupe (tableau III) comprend douze départements d'industrie nourricière à importation intensive. Ces départements reçoivent une grande partie des 30 p. 100 des naissances exportées de Paris et d'autres grands centres (Lyon, Bordeaux, Marseille); cependant la mortalité diminue dans ces départements et je citerai le département d'Eure-et-Loir, qui n'a pas été noté dans ce tableau et dont la mortalité était de 17,19 en 1884; cette mortalité est devenue 11,94 en 1893, après avoir été 11,82 en 1888, 12,23 en 1889, 11,80 en 1890, 12,59 en 1891, 12,53 en 1892. Néanmoins, dans les départements de ce groupe, la mortalité atteint

10 p. 100 et dépasse même le plus souvent ce taux de 10 p. 100. — Dans la Sarthe le taux de mortalité paraît même augmenter (9,76 en 1887, 10,46 en 1893) en raison de l'importance de plus en plus fréquente des nourrissons venant spécialement de Paris ; l'élevage artificiel pratiqué dans ce département est aussi une cause de l'augmentation de la mortalité.

Tableau III. — Mortalité, dans les départements à importation intense, des nourrissons âgés de 1 jour à 2 ans.

	1884.	1885.	1888.	1887.	1888.	1889.	1850.	1891.	1892.	1893.	1894.
Aisne.	13,46	11,29	15,88	9,69	10,83	9,48	10,71	8,72	12,85	10,77	»
Aube.	»	9,62	15,89	10,10	10,43	9,45	10,25	9,48	14,59	12,45	10,03
Cher.	»	11,74	12,65	12,45	10,83	9,10	9,51	8,40	8,86	7,86	9,94
Loiret	15,63	12,97	14,41	11,66	10,85	10,48	11,59	10,69	11,58	9,75	»
Marne.	»	15,87	20,80	10,25	13,80	10,63	12,80	9,08	12,73	11,49	9,20
Mayenne.	13,64	8,27	10,00	8,43	8,08	11,73	8,14	7,26	8,76	9,27	»
Nord.	»	10,20	10,14	12,14	10,97	10,31	10,67	10,30	11,49	12,42	10,30
Sarthe.	»	»	»	9,76	8,89	9,06	8,41	7,79	10,08	10,46	»
Savoie.	»	»	»	9,05	6,69	9,68	11,11	8,87	11,89	10,44	»
Haute-Savoie.	»	»	11,36	10,65	8,90	11,29	»	9,53	12,91	11,04	»
Seine-Inférieure.	13,27	10,96	13,58	10,36	9,51	8,70	9,46	8,63	9,89	10,07	»
Yonne	»	9,90	12,71	8,50	8,99	6,90	11,15	7,69	11,60	8,56	7,88

Dans le département de la Seine, la mortalité des enfants du premier âge diminue généralement pour toute l'étendue du département, mais il est intéressant d'observer, suivant les circonscriptions d'inspection médicale, les taux maximum et minimum de mortalité.

	Taux maximum de la mortalité.	Taux minimum de la mortalité.	Mortalité dans la 7e circonscription.		Taux maximum de la mortalité.	Taux minimum de la mortalité.	Mortalité dans la 7e circonscription.
1880.	13,04	5,47	5,47	**1887.**	12,80	3,46	8,55
1881.	12,59	6,51	6,51	**1888.**	12,76	2,50	5,58
1882.	12,31	6,21	9,66	**1889.**	12,16	4,90	10,55
1883.	15,85	6,46	9,13	**1890.**	11,39	4,76	6,46
1884.	13,02	5,26	11,82	**1891.**	10,65	4,62	7,85
1885.	13,40	5,01	12,88	**1892.**	11,86	4,11	4,11
1886.	11,82	4,50	4,50				

Dans la période 1880-1892, la mortalité dans la septième circonscription qui m'est confiée a dépassé trois années seulement le taux de 10 p. 100, mais en compensation, pendant les années 1880, 1881, 1886, 1892, le taux de mortalité a été le plus inférieur obtenu dans toutes les circonscriptions du département de la Seine.

Parmi les causes si diverses qui peuvent avoir une influence sur l'élevage, la santé et la vie du nourrisson, il en est une qui dépend du logement occupé par la nourrice. Actuellement les conditions d'hygiène et de salubrité de l'habitation de la nourrice sont relatées ou plutôt doivent être relatées dans le certificat municipal délivré par le maire. En réalité, ce certificat, dont la délivrance devrait être entourée de toutes les précautions administratives, est délivré par le secrétaire de la mairie ou un des employés des bureaux, sans enquête préalable.

Il serait désirable que la connaissance des conditions d'hygiène et de salubrité de l'habitation relevât du médecin-inspecteur et non du maire de la commune ; le médecin-inspecteur pourrait, sitôt après qu'il aurait reçu par les soins du maire le certificat purement municipal, se rendre au domicile de la nourrice et noter sur le certificat médical les conditions d'hygiène et de salubrité du logement de la nourrice.

Les habitations des nourrices doivent préalablement être divisées en plusieurs catégories suivant la densité de la population, les centres manufacturiers ou agricoles, les villes, villages ou hameaux, et j'ai établi cinq grandes catégories :

1° Les habitations isolées en pleine campagne dans les villages à très faible population, les hameaux ou les métairies ;

2° Les habitations isolées autour des villes à petite population ;

3° Les habitations et les logements occupés par les éleveuses d'enfants autour des grands centres d'industrie, spécialement des mines et des forges.

Les femmes de ces pays viennent en effet dans les grandes villes, spécialement à Paris, se placer nourrices sur lieu, et, sitôt leur placement, elles font reporter par les meneuses leur jeune enfant qui alors est confié à une parente, à une voisine ou à une nourrice choisie par la nourrice sur lieu avant son départ pour la grande ville ;

4° Les habitations et les logements des nourrices dans la banlieue des grandes villes (Paris, Lyon, Bordeaux, Marseille, etc.) ;

5° Enfin les logements occupés par les nourrices dans l'intérieur des grandes villes. On sait en effet, qu'à Paris notamment, il y a des nourrices chargées d'élever au sein ou au biberon, en sevrage ou en garde, des enfants qui leur sont confiés ; il n'y a pas de semaine que le Bulletin de la statistique municipale ne mentionne le placement de 10, 12, 15 enfants dans la ville de Paris sans compter les placements qui sont effectués sans qu'aucune déclaration ne soit faite, sans que la nourrice soit en possession du carnet prévu par la loi et surtout que l'enfant ne bénéficie de l'inspection médicale.

Le nombre des placements en nourrice dans Paris même a été le suivant :

En 1888.	1 636		En 1891.	1 476
En 1889.	1 506		En 1892.	1 269
En 1890.	1 368			

Soit, en cinq années, 7 255 enfants confiés à des nourrices mercenaires. L'enquête que j'ai faite, et dont je présente les résultats à la Société de statistique, est relative à quatre communes du département de la Seine. Ce sont donc les logements et habitations de la quatrième catégorie qui seront étudiés dans ce travail.

Une de ces communes fait partie des 314 communes ayant de 5 000 à 10 000 habitants, elle a une population de 8 375 habitants. Les trois autres font partie du groupe des 127 communes ayant de 10 001 à 20 000 habitants, elles ont respectivement une population de 17 526 habitants, 17 505 habitants et 10 348 habitants : soit pour les quatre communes une population de 45 379 habitants.

La superficie du territoire inspecté est de 2,284 hectares, soit pour chacune des quatre communes 1 243 hectares, 374 hectares, 336 hectares et 331 hectares. Étant données la population totale des communes suburbaines de la Seine évaluée à

616 539 habitants et la superficie de ces communes suburbaines qui est de 40 574 hectares, cette étude porte sur un peu plus du onzième de la population suburbaine et sur une surface relative égale au dix-septième de la superficie totale des communes suburbaines de la Seine.

Ces quatre communes possèdent 5 135 maisons ; de ces maisons :

  861 n'ont qu'un rez-de-chaussée ;
  2 373 ont un étage ;
  1 431 ont deux étages ;
  368 ont trois étages ;
  102 ont quatre étages et plus.

Elles possèdent 15 361 logements, mais 4 799 maisons sont occupées et habitées et il y a 1 242 logements vacants, soit un total de 14 119 logements occupés et habités (1).

Quoique ces renseignements datent de cinq années, ils peuvent encore nous être utiles, d'autant plus que la statistique présentée actuellement a été entreprise depuis une dizaine d'années. Le rapport de M. Boutin ayant paru en 1890, les évaluations peuvent donc nous être utiles puisqu'elles sont établies pour une année placée au milieu de nos recherches.

Maisons isolées. — Les nourrices au sein occupaient 49 maisons isolées dont 25 en location, 19 maisons en propriété dont 8 en première année de construction, 5 maisons occupées gratuitement par des gardiens de propriétés.

Les nourrices au biberon, au nombre de 57, habitaient des maisons isolées, 30 de ces maisons étaient en location, 25 maisons étaient en propriété dont 6 en première année de construction, et deux nourrices logeaient avec leurs père et mère.

Les sevreuses ou gardeuses occupaient 14 maisons dont 8 en location et 6 en propriété. Soit, en résumé : 120 maisons isolées dont 63 en location, 50 en propriété dont 14 en première année de construction, 5 habitations gratuites par suite du gardiennage effectué de la propriété et, dans deux cas, les nourrices habitaient avec leurs père et mère.

Logements au rez-de-chaussée avec boutique. — 16 nourrices demeuraient au rez-de-chaussée avec boutique ; dans 14 cas il y avait travail effectué dans la boutique (cordonnier, etc.) et, dans deux cas, il n'y avait que petit commerce.

Concierges. — 40 nourrices sont concierges et habitent soit le rez-de-chaussée, soit au premier étage.

Enfin 5 nourrices occupaient une chambre dans un hôtel meublé.

Tableau.

---

(1) *Rapport* adressé au Ministre des finances par M. Boutin, conseiller d'État, directeur général des contributions directes, *sur les résultats de l'évaluation des propriétés bâties*. Imprimerie des Journaux officiels, 1890.

Élevage au sein suivant les étages.

	Logements ayant une pièce		Logements ayant deux pièces		Logements ayant trois pièces		Logements ayant quatre pièces et plus		Total des logements.	Nombre de cuisines afférentes à ces logements.
	sans cuisine.	avec cuisine.	sans cuisine.	avec cuisine.	sans cuisine.	avec cuisine.	sans cuisine.	avec cuisine.		
Rez-de-chaussée .	12	9	87	48	31	25	1	1	131	83
1er étage	12	9	98	54	37	18	1	1	148	82
2e —	13	8	67	41	25	22	5	4	110	75
3e —	6	4	19	12	10	10	»	»	35	26
4e —	»	»	5	2	1	1	»	»	6	3
5e —	»	»	2	1	1	1	»	»	3	2
Total. . .	43	30	278	158	105	77	7	6	433	271

La cuisine a toujours été notée comme pièce réservée absolument pour préparer les aliments; lorsque, par suite de l'absence de cette pièce, les aliments sont préparés dans une des pièces d'habitation autre que la cuisine, j'ai noté l'absence de cuisine.

Élevage au biberon suivant les étages.

	Logements ayant une pièce		Logements ayant deux pièces		Logements ayant trois pièces		Logements ayant quatre pièces et plus		Total des logements.	Nombre de cuisines afférentes à ces logements.
	sans cuisine.	avec cuisine.	sans cuisine.	avec cuisine.	sans cuisine.	avec cuisine.	sans cuisine.	avec cuisine.		
Rez-de-chaussée.	7	5	60	35	34	23	7	6	108	69
1er étage. . . .	15	9	49	26	15	9	1	1	80	45
2e —	8	3	29	20	11	11	3	3	51	37
3e —	2	2	13	8	4	3	»	»	19	13
4e —	»	»	3	2	»	»	»	»	3	2
Total . . .	32	19	154	91	64	46	11	10	261	166

Logements des nourrices sevreuses ou gardeuses.

	Logements ayant une pièce		Logements ayant deux pièces		Logements ayant trois pièces		Logements ayant quatre pièces et plus		Total des logements.	Nombre de cuisines afférentes à ces logements.
	sans cuisine.	avec cuisine.	sans cuisine.	avec cuisine.	sans cuisine.	avec cuisine.	sans cuisine.	avec cuisine.		
Rez-de-chaussée .	4	2	16	8	5	4	2	»	27	14
1er étage. . . .	6	2	27	17	9	9	1	»	43	28
2e —	[illegible]	1	11	7	[illegible]	7	[illegible]	»	[illegible]	15
3e —	1	0	4	1	1	1	»	»	6	2
4e —	1	0	»	»	»	»	»	»	1	0
Total. . .	15	5	58	33	23	21	3	»	99	59

TABLEAU.

Tableau résumé des trois tableaux précédents.

	Logements ayant une pièce		Logements ayant deux pièces		Logements ayant trois pièces		Logements ayant quatre pièces et plus		Total des logements.	Nombre de cuisines afférentes à ces logements.
	sans cuisine.	avec cuisine.	sans cuisine.	avec cuisine.	sans cuisine.	avec cuisine.	sans cuisine.	avec cuisine.		
Rez-de-chaussée	23	16	103	91	70	52	10	7	266	160
1er étage	33	20	174	97	61	36	3	2	271	155
2e	24	12	107	68	44	40	8	7	188	127
3e	9	6	36	21	15	14	»	»	60	41
4e	1	0	8	4	1	1	»	»	10	5
5e	»	»	2	1	1	1	»	»	3	2
Total.	90	54	490	282	192	144	21	16	793	496

D'autre part, on peut établir que sur 266 nourrices habitant le rez-de-chaussée :

131 sont nourrices au sein;
108 — au biberon;
27 sont sevreuses ou gardeuses.

Sur 271 nourrices habitant le premier étage :

148 sont nourrices au sein;
80 — au biberon;
43 sont sevreuses ou gardeuses.

De même aussi pour les autres étages ; 183 nourrices demeurent au deuxième étage dont :

110 sont nourrices au sein;
51 — au biberon;
22 sont sevreuses ou gardeuses.

60 nourrices habitent le troisième étage, dont :

35 sont nourrices au sein;
19 — au biberon;
6 sont sevreuses ou gardeuses.

10 habitent le quatrième étage dont 6 nourrices au sein, 3 au biberon et une gardeuse et 3 habitent le cinquième étage, toutes trois nourrices au sein.

J'ai noté dans ces différents tableaux l'existence des cuisines, et le dernier tableau indique que sur 793 logements, 496 seulement avaient une cuisine, ce réduit si utile à tous les ménages pour la préparation des aliments et si nécessaire au point de vue de l'hygiène, et 297 logements étaient privés de cuisine, soit une proportion de 62 p. 100 des logements avec cuisine et 38 p. 100 sans cuisine.

Mais de ces cuisines 112 n'avaient pas de fenêtre, soit 22,62 p. 100 ; 9 avaient un carreau de 8 centimètres sur 15 centimètres ouvrant sur la chambre, 4 avaient une ouverture de 25 centimètres sur 25 centimètres pour l'aération, une avec une demi-fenêtre donnant sur l'escalier servant de chambre à coucher pour un enfant et 51 cuisines avec une demi-fenêtre d'un mètre environ de hauteur sur 35 à 40 centimètres de largeur.

Les 319 autres cuisines, soit 64,44 p. 100, avaient une fenêtre assez large pour permettre une aération suffisante.

Et sans vouloir traiter ici l'hygiène de ces logements, il n'est pas sans intérêt d'attirer l'attention de la Société sur les conditions d'aération de ces logements.

Le nombre de pièces et le nombre de fenêtres sont en fonction de l'hygiène et de la salubrité de l'habitation et je puis présenter le tableau suivant. Sur 974 locaux, total de tous les logements ayant fait l'objet de cette enquête (défalcation faite de la cuisine) :

		Soit pour 100.
N'ont qu'une pièce	114	11,72
Ont deux pièces	571	58,60
— trois —	244	25,05
— quatre —	34	3,50
— cinq —	9	0,93
A six pièces	1	0,10
A sept —	1	0,10
	974	

Nombre de fenêtres suivant le nombre de pièces des logements habités par les nourrices (*défalcation faite des cuisines*).

Logements composés de :	1 fenêtre,	2 fenêtres,	3 fenêtres,	4 fenêtres,	5 fenêtres,	6 fenêtres,	7 fenêtres.	Nombre de fenêtres.
1 pièce	92	21	1	»	»	»	»	114
2 pièces	25	516	27	3	»	»	»	571
3 —	3	46	183	10	2	»	»	244
4 —	1 (1)	1	4	26	2	»	»	34
5 —	»	»	»	2	6	1	»	9
6 —	»	»	»	1	»	»	»	1
7 —	»	»	»	»	»	»	1	1
Total	121	584	215	42	10	1	1	974

Si chaque pièce avait eu sa fenêtre nous aurions eu les résultats suivants :

114 logements à 1 pièce	114
571 — à 2 pièces	1142
244 — à 3 —	732
34 — à 4 —	136
9 — à 5 —	45
1 — à 6 —	6
1 — à 7 —	7

Soit un total de 2182 fenêtres. Le chiffre réel ne s'en écarte que de peu, 2165 ; donc 99,16 des pièces ont une fenêtre.

Le tableau ci-joint résume les conditions des habitations de 974 nourrices observées.

(1) Et 3 fenêtres dites tabatières.

Maisons isolées (120)
- en propriété 50
- en location 63
- avec gratuité 5
- demeure des parents 2

Logements en location dans les maisons (793)
- rez-de-chaussée 266
- 1ᵉʳ étage 271
- 2ᵉ — 183
- 3ᵉ — 60
- 4ᵉ — 10
- 5ᵉ — 3

Boutiques (16)
- avec travail 14
- sans — 2

Concierges 40
Logements en hôtel garni (2ᵉ étage) 5

——

974

Et 432 nourrices habitent au rez-de-chaussée ;
281 — — au 1ᵉʳ étage ;
188 — — au 2ᵉ —
60 — — au 3ᵉ —
13 — — au 4ᵉ —

——

974

Et on peut établir les proportions suivantes :

Sur 100 nourrices.

44,35 habitent au rez-de-chaussée ;
28,85 — au 1ᵉʳ étage ;
19,30 — au 2ᵉ —
6,15 — au 3ᵉ —
1,35 — au 4ᵉ — et au-dessus.

Ces proportions ne peuvent être vraies que pour les communes suburbaines de la Seine, car les conditions d'habitat pour les autres catégories énoncées au début de ce travail sont de beaucoup différentes de celles observées dans les communes suburbaines.

Relativement aux locaux existants et loués dans les quatre communes, les nourrices occupent environ le dixième des locaux occupés lorsqu'elles habitent au rez-de-chaussée, le neuvième lorsqu'elles habitent au premier, le huitième lorsqu'elles habitent au deuxième étage, le sixième lorsqu'elles habitent au troisième étage, et le huitième lorsqu'elles habitent au quatrième étage et au-dessus.

Sur les 951 nourrices payant un loyer :

30 ont un loyer de 75 à 100 fr., soit 3,15 p. 100.
208 — de 101 à 150 fr., — 21,85 —
397 — de 151 à 200 fr., — 41,70 —
180 — de 201 à 250 fr., — 18,92 —
87 — de 251 à 300 fr., — 9,15 —
24 — de 301 à 350 fr., — 2,55 —
14 — de 351 à 400 fr., — 1,50 —
4 — de 401 à 450 fr., — 0,44 —
3 — de 451 à 500 fr., — 0,30 —
4 — de 501 à 550 fr., — 0,44 —

——

951

Il est à remarquer que, à mesure que le logement est situé à un étage plus élevé, le taux du loyer diminue, cette diminution du taux du loyer n'est pas en rapport avec les meilleures conditions d'hygiène offertes par le logement situé à un étage plus élevé et dans les mêmes conditions d'étendue que le logement du premier ou du deuxième étage, par exemple.

J'ai relevé l'âge des nourrices, soit 725 nourrices. Car de même qu'une nourrice a pu occuper plusieurs logements, une nourrice peut avoir eu plusieurs enfants à élever au sein ou au biberon; aussi les fiches doubles en ce cas ont-elles été annulées.

Age des nourrices observées.

	Élevage au sein.	Élevage au biberon.	Sevreuses et gardeuses.	Total.
16 à 20 ans.	22	1	»	23
21 à 25 —	97	27	2	126
26 à 30 —	132	47	20	199
31 à 35 —	90	44	11	145
36 à 40 —	34	35	13	82
41 à 45 —	5	19	20	44
46 à 50 —	»	16	12	28
51 à 55 —	1	19	6	26
56 à 60 —	1	20	11	32
61 à 65 —	»	4	2	6
66 à 70 —	»	5	6	11
71 à 75 —	»	»	2	2
76 à 80 —	»	1	»	1
	382	238	105	725

La nourrice qui prend un enfant chez elle a eu ou n'a pas eu d'enfant elle-même et le cas est fréquent pour les nourrices au biberon, sevreuses ou gardeuses et, en premier lieu, pour les nourrices au sein, il est intéressant de connaître le nombre des enfants qu'elles ont pu déjà avoir mis au monde, élevés et nourris.

Sur 365 nourrices au sein (dont 47 avaient été nourrices sur lieu, une avait même fait deux nourritures) :

78 avaient eu	1 enfant, soit.		78 enfants.	
110	—	2 enfants, soit	220	—
71	—	3	213	—
46	—	4	184	—
16	—	5	80	—
22	—	6	132	—
8	—	7	56	—
6	—	8	48	—
5	—	9	45	—
2	—	10	20	—
1	—	12	12	—
	Soit un total de.		1 088 enfants.	

157 nourrices n'avaient pas perdu d'enfant mais :

```
75 ont perdu 1 enfant, soit  . . .      75 enfants.
60   —      2 enfants, —  . . .        120   —
47   —      3   —     —  . .          141   —
11   —      4   —     —  . .           44   —
 9   —      5 . —     —  . .           45   —
 4   —      6 . —   . —  . .           24   —
 1   —      7   —     —  . .            7   —
 1   —      8   —     —  . .            8   —
           Soit un total de . . .     464 décès.
```

Il ne reste que 624 enfants vivants. Avant toute inspection médicale, puisque, jusqu'à ce moment ces mères de famille n'avaient pas allaité d'autre enfant que leur propre enfant, la mortalité était de 42,64 p. 100.

Ces 365 nourrices ont élevé au sein 194 enfants dans les conditions suivantes :

```
60 ont élevé 1 nourrisson, soit . . .    60 enfants.
23   —      2 nourrissons, — . . .       46   —
 8   —      3   —        —  . . .        24   —
10   —      4   —        —  . . .        40   —
 4   —      6   —        —  . . .        24   —
                                        194 enfants.

27 nourrices ont perdu 1 nourrisson, soit. . .   27 enfants.
 2   —          —       2 nourrissons, — . . .    4   —
                                                 31 enfants.
```

Des 194 enfants élevés par ces nourrices, il en reste 163 et ces enfants, presque tous nouveau-nés, n'ont subi qu'une mortalité de 15,81 p. 100.

L'action bienfaisante de la loi du 23 décembre 1874 est donc manifeste et l'inspection médicale notamment a permis de diminuer les chances de mort de ces enfants la plupart nouveau-nés confiés à des nourrices au sein.

Il en est de même pour les nourrices au biberon.

Sur 309 nourrices au biberon, 35 n'avaient jamais eu d'enfant.

```
47 femmes avaient eu 1 enfant, soit . . . .    47 enfants.
42    —              2 enfants, — . . .         84   —
44    —              3   —     —  . . .        132   —
45    —              4   —     —  . . .        180   —
28    —              5   —     —  . . .        140   —
22    —              6   —     —  . . .        132   —
14    —              7   —     —  . . .         98   —
 5    —              8   —     —  . . .         40   —
 6    —              9   —     —  . . .         54   —
 4    —             10   —     —  . . .         40   —
 6    —             11   —     —  . . .         66   —
 4    —             12   —     —  . . .         48   —
 1    —             13   —     —  . . .         13   —
 3    —             14   —     —  . . .         42   —
 1    —             16   —     —  . . .         16   —
 2    —             17   —     —  . . .         34   —
                   Soit un total de . . .    1 166 enfants.
```

94 nourrices n'ont pas perdu d'enfant.

```
61 ont perdu   1 enfant, soit . . . . .      61 enfants.
53     —       2 enfants, — . . . .         106    —
28     —       3       —    — . . . .        74    —
12     —       4       —    — . . . .        48    —
 8     —       5       —    — . . . .        40    —
10     —       6       —    — . . . .        60    —
 2     —       7       —    — . . . .        14    —
 2     —       8       —    — . . . .        16    —
 3     —       9       —    — . . . .        27    —
 1     —      11       —    — . . . .        11    —
                                            ———————
                                            457 enfants.
```

Sur 1166 enfants, il y a eu 457 décès, soit une mortalité de 39,1649 p. 100 ; ces enfants avaient bénéficié de l'allaitement maternel comme les précédents.

183 nourrices n'avaient jamais élevé d'enfants au biberon et des 126 autres ;

```
44 ont élevé   1 nourrisson, soit . . . . .    44 enfants.
34    —        2 nourrissons, — . . . . .      68    —
16    —        3        —    — . . . .         48    —
10    —        4        —    — . . . .         40    —
 6    —        5        —    — . . . .         30    —
 5    —        6        —    — . . . .         30    —
 5    —        7        —    — . . . .         35    —
 1    —        8        —    — . . . .          8    —
 1    —        9        —    — . . . .          9    —
 1    —       10        —    — . . . .         10    —
 1    —       11        —    — . . . .         11    —
 1    —       12        —    — . . . .         12    —
 1    —       15        —    — . . . .         15    —
———                                           ———————
126                                           360 enfants.
```

Je n'ai pu noter, faute de pouvoir contrôler leurs assertions, quatre nourrices ayant déclaré avoir élevé 11, 19, 27, 28 enfants.

37 de ces 126 nourrices ont perdu des nourrissons :

```
31 ont perdu   1 nourrisson, soit . . . . .    31 enfants.
 4    —        2 nourrissons — . . . . .        8    —
 2    —        3        —    — . . . .          6    —
———                                           ———————
37                                             45 enfants.
```

Soit une mortalité de 12,465 p. 100.

Il en est de même pour les nourrices sevreuses ou gardeuses.

Sur 99 sevreuses ou gardeuses, 10 n'avaient jamais eu d'enfant.

```
14 avaient eu   1 enfant, soit . . . . .      14 enfants.
19     —        2 enfants, — . . . .          38    —
16     —        3       —    — . . . .        48    —
11     —        4       —    — . . . .        44    —
 6     —        5       —    — . . . .        30    —
10     —        6       —    — . . . .        60    —
 4     —        7       —    — . . . .        28    —
 4     —        8       —    — . . . .        32    —
 1     —        9       —    — . . . .         9    —
 2     —       10       —    — . . . .        20    —
 1     —       13       —    — . . . .        13    —
 1     —       14       —    — . . . .        14    —
                                             ———————
                                             350 enfants.
```

Elles ont perdu 135 enfants dont :

16 nourrices ayant perdu	1 enfant, soit . . .	16 enfants.
12 — —	2 enfants, — . .	24 —
11 — —	3 — —. .	33 —
3 — —	4 — —. .	12 —
1 — —	5 — —, . .	5 —
3 — —	6 — —. .	18 —
1 — —	8 — —. .	8 —
1 — —	9 — —, . .	9 —
1 — —	10 — . —. . .	10 —
		135 enfants.

Soit une mortalité de 37,80 p. 100.

60 n'avaient jamais sevré ou gardé d'enfants et des 39 autres :

14 ont gardé	1 enfant, soit . . .	14 enfants.
8 —	2 enfants, — . . .	16 —
6 —	3 — — . . .	18 —
3 —	4 — — . . .	12 —
2 —	5 — — . . .	10 —
1 —	6 — — . . .	6 —
1 —	7 — — . . .	7 —
1 —	10 — — . . .	10 —
1 —	11 — — . . .	11 —
2 —	15 — — . . .	30 —
		134 enfants.

Je n'ai pas voulu noter les nourrices ayant déclaré avoir élevé 70 enfants avec 3 décès, 48 enfants sans aucun décès, ou encore 50 enfants avec un seul décès.

5 de ces sevreuses ou gardeuses ont perdu	1 enfant, soit . . .	5 enfants.
1 — —	2 enfants, — . . .	2 —
		7 enfants.

Soit une mortalité de 5,22 p. 100.

L'application de la loi du 23 décembre 1874 a donc diminué ce taux élevé de la mortalité même dans la famille et on n'observe plus ces mortalités de 42,04 p. 100 ; 39,16 p. 100 ; 37,80 p. 100.

Les conseils de l'académie de médecine, répandus à profusion et distribués sans cesse, ont été aussi une des causes qui ont fait en partie disparaître les préjugés si nuisibles aux enfants en bas âge. Les taux de mortalité pour les enfants placés au sein 15,81, 12,65 pour les enfants placés au biberon, ne sont même plus atteints spécialement par les enfants élevés au sein, et le taux de 5,22 p. 100 est même encore supérieur à la moyenne obtenue actuellement pour les enfants placés en sevrage ou en garde puisque en 1893, sur 4 028 enfants protégés dans tout le département de la Seine, il y a eu 318 décès.

Soit	5,80 p. 100 pour l'élevage au sein.
une	11,56 p. 100 — au biberon.
moyenne de	1,28 p. 100 pour le sevrage et la garde.

L'inspection médicale et la pénétration du médecin-inspecteur dans l'habitation a eu un effet certain sur la diminution de la mortalité.

Il n'y a qu'une conclusion à présenter ou plutôt même un vœu, c'est que le médecin-inspecteur seul soit chargé de délivrer le certificat médical, après avoir visité le logement occupé par la nourrice et avoir reconnu qu'il n'y a aucune cause d'insalubrité et aucun danger de maladie contagieuse.

Il est nécessaire d'attirer l'attention des pouvoirs publics sur ce vœu qui permettra de sauvegarder la vie et la santé d'un plus grand nombre d'enfants.

Dʳ F. LEDÉ.